LE CERVEAU

LES

MALADIES DU CERVEAU

DANS LEUR RAPPORT AVEC L'ORGANISME

PAR

Le Dr Henri VERNEUIL

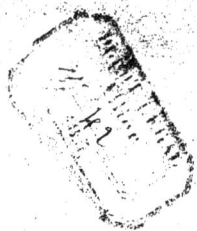

In physicis nil desperandum duce chimiâ, omnia bona speranda in medicis.

(BOERHAAVE.)

2me ÉDITION

LA PREMIÈRE ÉDITION A PARU EN 1869

VICHY

C. BOUGAREL, IMPRIMEUR

AU CENTRE DE LA RUE SORNIN

1882

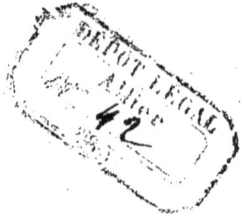

LE CERVEAU

LES

MALADIES DU CERVEAU

DANS LEUR RAPPORT AVEC L'ORGANISME

VICHY.— C. BOUGAREL, IMP. BREV., RUE SORNIN

LE CERVEAU

LES

MALADIES DU CERVEAU

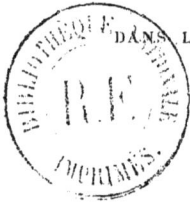

DANS LEUR RAPPORT AVEC L'ORGANISME

PAR

Le Dr Henri VERNEUIL

In physicis nil despérandum duce
chimiâ, omnia bona sperunda in
medicis.

(BOERHAAVE.)

2me ÉDITION

LA PREMIÈRE ÉDITION A PARU EN 1869

VICHY

G. BOUGAREL, IMPRIMEUR

AU CENTRE DE LA RUE SORNIN

1882

LE CERVEAU

LES

MALADIES DU CERVEAU

DANS LEUR RAPPORT AVEC L'ORGANISME

I

Lorsque nous avons à nous occuper de quelqu'un, d'un être humain, nos yeux ne se portent pas tout d'abord sur les pieds ou sur les mains, ni sur telle autre partie du corps, mais sur la tête qui nous résume tout entiers parce qu'elle est en même temps le siége de l'intelligence et le siége de toutes les passions.

Avant de parler des affections dont un organe est susceptible, il me paraît essentiel de faire la description de cet organe, de dire quel est son mécanisme, comment il fonctionne, et quels sont les éléments qui le composent. Il est bon de parler d'encéphalites, de méningites et de congestions, entre médecins, sans préparation aucune ; mais les savants demandent quelque chose de plus ; ils veulent un travail d'ensemble avec des pensées et des raisons, un tableau fini et non pas de grands traits informes sillonnant à travers quelques fragments de notre organisme.

Un travail de compilation ne résume pas mieux pour moi l'idéal d'une thèse. Il est si facile de piller à droite et à gauche pour remplir des pages quand nous avons des traités complets qui ne sont point des thèses et qui sont à la portée de tous.

Je préviens que je m'écarterai autant que possible des conventions d'école, car je veux être moi-même et obéir à mon originalité propre. Je veux aussi pouvoir juger selon mes aperçus, selon mes études particulières et avec le témoignage de mes yeux ce que l'expérience ou l'anatomie fine et profonde du cerveau a pu me révéler. Je ne citerai des maîtres que je connais, que j'ai connus, que j'ai lus, que les passages qui se rapportent directement à mon sujet pour donner plus de force à la vérité.

Je ne m'engagerai pas dans les impasses d'une *érudition somnolente et filandreuse*. En matière scientifique, on ne devrait pour ainsi dire parler et écrire que par aphorismes.

Je sais qu'il est extrêmement difficile de dire beaucoup de choses en peu de mots. Le secret d'être concis avec art, comme disait Boileau, n'est pas donné à tout le monde : je veux pourtant essayer de dire du cerveau tout ce qui s'y rapporte en évitant les longueurs et les inutilités.

L'Être, dans sa formation, existe en puissance sur tous les points de sa périphérie. Il s'amplifie par procédé centripète ou centrifuge; il passe de l'atôme à la cellule et celle-ci contient déjà la force du tout.

L'état sphérique est celui qui conserve sa plus grande indépendance de milieu. Il représente l'état primordial ; son rôle est parfaitement distinct du rôle des autres états.

Le cerveau humain, dès le premier instant de son état embryonnaire, a une forme sphérique. De la double combinaison de sa substance naissent les petits filets nerveux qui deviendront les nerfs spinaux, brachiaux, etc, desquels sortiront d'autres ramifications.

De cette même substance qui produit les filets nerveux, se dégageront des molécules ; celles-ci, migrant de groupes en groupes, formeront, les unes le cœur, les autres le foie, les poumons, les intestins, etc. C'est ainsi que l'Être se développe.

Dès qu'il arrive à la lumière, son cerveau est susceptible de recevoir les impressions de son milieu ; et alors comme dans le sac amniotique, il se développe en vertu de sa force inhérente et de sa force extérieure ; partout et toujours nous le verrons agir en vertu de ces deux forces qui sont les mêmes forces centripètes et centrifuges des corps sidéraux.

L'organisme tout entier est sous la dépendance du cerveau. Faut-il s'en étonner, alors que les autres organes sont le produit de sa substance.

Qu'est-ce donc que le cerveau à son état de maturité ?

Le cerveau pris en masse, l'encéphale, est un organe multiple qui se compose de quatre organes particuliers : le cervelet, siége du principe qui règle les mouvements de locomotion ; les tubercules quadrijumeaux, siége du principe qui détermine les mouvements de respiration ; et enfin le cerveau proprement dit, siége et siége exclusif de l'intelligence.

Le cerveau présente un poids moyen de 1,250 à 1,155 grammes. Cette question de poids ne signifie rien, comme je le prouverai dans la suite. Il est formé de deux parties symétriques appelées hémisphères réunies par une foule d'organes impairs et médians.

Deux substances y dominent : la substance grise et la substance blanche.

Selon quelques anatomistes, la substance grise produirait la substance blanche ; elle serait à celle-ci ce que la molécule extra visible éthérée serait à la matière, la particule initiale.

La substance blanche produirait les filets nerveux. De cette double combinaison de substances naissent tous les nerfs du corps. Les nerfs spinaux de la substance de la moelle épinière ; les nerfs cérébraux de la substance qui se trouve dans l'intérieur de la moelle allongée. Cette corrélation explique avec quelle prodigieuse rapidité la substance grise reçoit les impressions des nerfs.

La substance grise occupe le plus vaste champ de l'espace du cerveau. L'intérieur des circonvolutions renferme de la substance grise à quelques millimètres d'épaisseur, le *tuber cinereum* de la substance grise, la glande pinéale de la substance grise, la racine des nerfs optiques de la substance grise ; les tubercules mamillaires aussi, renferment de la substance grise, etc.

Le bourrelet du corps calleux contient de la substance blanche et sert de commissure aux deux hémisphères.

La substance grise du cervelet est foliacée et n'est point

semblable à celle du grand cerveau ; elle ne sert pas à l'intelligence. Les vaisseaux qui sillonnent en tous sens, à l'intérieur du cerveau, servent à conduire les fluides : ils ne sont, pour ainsi dire, que les conduits de l'alimentation de la substance.

Le cervelet a les fibres disposées en plein contraste avec celles du grand cerveau ; il en est en quelque sorte la contre-partie. On voit par sa disposition qu'il est l'impulsion du grand cerveau. En effet, dans les hémisphères tout se développe ; dans le cervelet tout se renveloppe. Ce sont les seuls hémisphères qui se développent en raison de l'intelligence, et la faculté de penser et de juger une chose réside dans le même lieu que d'en penser et d'en juger une autre.

Lorsque l'on enlève les couches supérieures de la couche optique, on trouve une série de noyaux de substance grise un peu rougeâtre ; ils sont probablement des appareils centraux de réception, car ils reçoivent des fibres ascendantes et des fibres descendantes qui viennent se conjuguer à leur niveau.

La couche optique présente en outre un substance grise plus abondante sur son côté interne : cette substance fait partie de la substance grise de l'axe spinal qui entoure l'épendyme.

Les noyaux gris sont désignés par Luys, sous les noms de centres *antérieur, moyen, postérieur et médian.* Si nous les considérons au point de vue des fibres que chacun reçoit, on peut appeler l'antérieur, centre *olfactif ;* le moyen, *centre optique;* le postérieur, *centre acoustique ;* le médian, *centre sensitif.*

Il est certain que les sensations apportées par les rameaux nerveux, sont élaborées dans les cellules particulières de ces centres avant d'être transmises à la substance grise des circonvolutions, par les fibres convergentes supérieures.

Mais si la substance reste le laboratoire des opérations de la pensée, et nous donne le prodigieux pouvoir de la mémoire, cette *force* de la *plus grande force* qui ne connaît ni l'espace ni le temps, qui peut évoquer le passé et plonger dans l'infini, ce pouvoir suprême qui peut créer et détruire, éclairer ou aveugler, il faut convenir que sans le système nerveux tout serait vain.

Les sens, recevant l'impression du milieu physique et moral dans lequel l'être vit et se développe, ne peuvent transmettre ces mêmes impressions à la substance qu'au moyen de faisceaux artériels et veineux, semblables en cela aux fils télégraphiques qui emportent ce que vous leur confiez.

La substance grise alors les perçoit, les fixe ; et dans son incessant renouvellement elle sait les conserver et les reproduire. Elle ne les perd que lorsque la particule substantielle qui lui est propre ait subi une altération par suite d'un défaut de nutrition, résultat d'une obstruction, ou par suite d'un manque d'action calorifique. En ce cas elle a perdu sa force inhérente (la force qui lui est propre.)

En examinant le rapport de l'intelligence avec les sens nous y trouvons une affinité intime. Les sens sont à l'intelligence ce que sont les fibres et les vaisseaux à la substance cérébrale ; car un cerveau qui ne connaîtrait ni les sons, ni les objets physiques, ni les couleurs, ni la distance, ni l'étendue ne saurait produire grand chose.

La puissance totale d'une intelligence ne peut être jugée sur le poids du cerveau ; et la question qui a si fort préoccupée certains soi-disants savants de savoir si le cerveau de la femme est plus ou moins pesant que le cerveau de l'homme, est une simple plaisanterie.

La puissance totale d'une intelligence provient du parfait équilibre de l'organisme entier et de la perfection et de la finesse des sens.

De sérieuses expériences ont démontré que les sens reçoivent l'impression et ne la perçoivent pas ; si les sens ne perçoivent pas, du moins peut-on être certain qu'ils transmettent. Ils amènent si bien à l'intérieur du cerveau des impressions toutes physiques, qu'il n'est pas rare d'entendre dire à des individus amputés d'un membre quelconque, qu'ils éprouvent parfois de la douleur au membre absent.

L'intelligence ne voit que parce que l'œil lui amène de la lumière et des couleurs ; l'intelligence n'entend que parce que l'oreille lui transmet des sons. De quelle utilité seraient les sens s'ils ne transmettaient. Un aveugle né ne pourra certainement pas avoir une idée des couleurs, pas plus qu'un sourd-muet ne puisse en avoir une des sons. La logique lie rigoureusement les sens à l'intelligence. Ces deux forces sont constamment sous une impulsion centripète et centrifuge.

On voit de suite que la mémoire, la pensée, l'intelligence doivent avoir leurs opérations dans la substance ; et que les méninges et le crâne ne sont que les murs, si je puis m'exprimer de la sorte, qui protégent cette substance, dérobant ainsi à la connaissance du passant le grand secret du Créateur.

On a lieu d'être étonné, en voyant avec quel art merveilleux et pour ainsi dire conscient, Dieu, ou la puissance reproductrice, ait pris soin de la conservation de ses êtres et en particulier de son chef-d'œuvre sur la terre.

Je dis sur la terre, parce que j'ai la ferme conviction que l'homme de la terre n'est pas le chef-d'œuvre de la Création. Que d'êtres en deçà et au-delà ont droit de vie dans des planètes mieux conditionnées que ne l'est la planète terrestre.

Et voyez comme partout la substance, ce principe direct de la vie, est protégée par un triple rempart de membranes et d'os.

La moelle, sécrétion du cerveau et du cervelet réunis, a sa dure-mère et sa pie-mère ; comme la dure-mère crânienne, la dure-mère rachidienne est tapissée par le le feuillet double de l'arachnoïde : un feuillet pariétal tapissant la dure-mère et réduit à sa couche épithéliale, et un feuillet viscéral tapissant la pie-mère dont elle est séparée par le liquide céphalo-rachidien.

Ce feuillet viscéral a la même disposition et la même structure qu'au niveau de l'encéphale.

Tant de précautions de tous les côtés me font supposer que l'idée première du Créateur avait été de faire des immortels.

Que voyons-nous au point de vue de l'anatomie du Cerveau ? Les fibres de la moelle allongée se croisent avant de former les éminences pyramidales ; les fibres des éminences pyramidales, celles des corps olivaires, toutes les fibres ascendantes de la moelle allongée traversent le pont de varole, les couches optiques, les corps cannelés et se continuent jusque dans la voûte des hémisphères. Il est des fibres qui sortent pour s'épanouir dans les hémisphères ; il en est qui rentrent pour donner naissance aux commissures. Il est même des nerfs qui vont jusque dans la moelle allongée. Voilà bien des fils télégraphiques propres à entretenir les relations du cerveau avec le corps entier et les phénomènes extérieurs.

Je le répète donc : l'encéphale pris en masse est un organe multiple, à fonctions multiples, les unes destinées aux mouvements de locomotion, les autres aux mouvements de respiration, etc. Un seul organe, le cerveau proprement dit est destiné à l'intelligence.

Il semblerait qu'un mécanisme aussi complexe, contenant des centres nerveux, des enveloppes, de la substance, dût être sujet à des détériorations de tous genres ; eh ! bien, on a lieu de s'étonner, en clinique, du petit nombre de maladies du cerveau, relativement aux maladies des autres organes.

Deux ordres de symptômes distinguent les maladies du cerveau : les symptômes immédiats et les symptômes médiats. Les premiers sont dépendants des centres nerveux : on peut y placer hardiment la folie ; les seconds se montrent éloignés de leur point d'origine. Nous saurons les reconnaître en passant.

Quelques savants ont pensé que chaque organe de notre être a son rudiment dans le cerveau, que telle partie correspondait, soit au foie, soit au cœur, soit aux intestins, etc. Il est vrai que, dans le principe, l'organisme entier naît de la substance ; mais dans la migration des molécules, celles qui devaient former le cœur, le foie ou tel autre viscère, s'en sont détachées pour occuper leur place respective.

La corrélation n'en reste pas moins intime par suite des centres nerveux et des anastomoses. Chez un individu où tout fonctionne avec harmonie, où la répartition nutritive est partout égale, où la sensibilité n'est pas ébranlée par des commotions incessantes, il est rare d'entendre parler d'un mal quelconque de la tête. Bien des gens n'ont jamais eu de leur vie connaissance du plus léger mal de ce genre.

Dans les affections lentes et chroniques, comme celles qui concernent le cervelet et le rachis, le malade peut marcher et vaquer à ses occupations. Les épanchements chroniques sont rares, car le caillot par lui-même, une fois formé, fermerait la porte et serait un obstacle tout naturel à un épanchement constant du liquide. Il est des médecins qui mettent sur le compte des épanchements chroniques certaines espèces de folies.

Je ne le crois pas pour ma part.

J'ai fait quelques autopsies de cerveaux d'aliénés et je n'y ai jamais trouvé de caillots ; je n'y ai pas trouvé non plus d'inflammation suppurative. Je dirai même que je n'ai pas trouvé, à l'état anatomique, une cause apparente d'un état de folie. Si l'on examinait, cent, deux cents cerveaux d'aliénés, il se pourrait que l'on trouvât une détérioration de nature à justifier le genre de folie qui leur a été propre ; mais jusqu'aujourd'hui nul n'a eu l'impudence de localiser une folie quelconque dans un des points particuliers du cerveau, c'est pourquoi elle est probablement le résultat d'un déséquilibre et un appauvrissement partiel de la substance par suite de l'appauvrissement du sang lui-même.

J'ai dit que personne n'a eu l'impudence de localiser une folie : si, pardon, Monsieur le docteur Gall l'a eue, cette impudence ; mais on sait ce que valent les localisations de Monsieur le docteur Gall.

Nul ne sait le mauvais service que nous a rendu le docteur allemand avec ses localisations.

Plusieurs de nos médecins français, les plus distingués, ont depuis enfourché le dada des localisations.

N'ont-ils pas trouvé la source de l'hémiplégie dans les corps opto-striés occupant l'*hémisphère cérébral opposé à la paralysie ?* comme si l'hémiplégie et la paralysie ne provenaient pas d'un manque de nutrition dont il ne faut rechercher la cause que dans les obstructions, si l'on n'a pas à remonter à l'épuisement des centres nerveux qui leur donnent naissance.

« Il est même un genre de paralysie, a dit M. le docteur Vulpian, qui peut dépendre d'une double lésion, l'une dans les centres nerveux qui lui donnent naissance, l'autre sur le trajet d'un nerf par suite d'une obstruction. »

Dax et Broca n'ont-ils pas placé la faculté du langage dans la troisième circonvolution frontale du côté gauche. Pourquoi donc plutôt le côté gauche que le côté droit ? Ils seraient bien embarrassés de nous le dire. Que l'on aille donc voir, si, chez le perroquet, la faculté de parler se trouve aussi dans la troisième circonvolution gauche. J'ai voulu savoir jusqu'à quel point je devais ajouter foi aux idées émises par ces Messieurs et j'ai tout naturellement cherché dans l'anatomie une anastomose un peu propre qui les justifie. Hélas ! je suis revenue bredouille de ma dissection. J'ai soumis le même travail à plusieurs de mes confrères qui n'ont pas été plus heureux que moi.

C'est que nous voyons, à l'anatomie des nerfs crâniens, que la 9e et la 12e paire donnent seules le mouvement à la langue : le *glosso pharyngien* à la muqueuse, le *grand hypoglosse* à tous les muscles de la langue.

Supprimez un peu ces deux paires de nerfs, messieurs, et voyez quels sons articulés et brillants vous lancerez dans les airs.

J'entends d'ici votre concert harmonieux !

Mais ne sont-ce pas ces mêmes messieurs qui mettent sur le compte d'une embolie de l'*artère* sylvienne le ramollissement du cerveau tout entier. Maudissons-la, cette artère perturbatrice qui, au fond, n'est pourtant pas bien méchante.

Messieurs les localisateurs ont certainement aussi une petite place pour la folie. Voyons, messieurs, un peu de bonne volonté. Si petite que soit la place, elle fera toujours plaisir aux physiologistes.

Descartes, le grand Descartes, qui avait si magistralement établi l'unité de l'intelligence par son *moi*, ne s'était-il pas contredit aussi quand il a enfermé l'*âme* dans la glande pinéale, comme si l'âme n'était pas l'éjaculation du grand tout, la *quintessence quintessenciée* de notre être. De si grands exemples doivent vous encourager, messieurs, à faire d'autres recherches qui vous conduiront d'emblée à l'Institut.

Docteur Flourens me disait, il a quelques années, avoir cherché de son côté fort longtemps et n'avoir jamais su

localiser la folie dans quelque endroit du cerveau. Pinel,
Leuret, Georget et Esquirol savaient si bien qu'il était impossible de la définir pathologiquement, qu'ils ont étudié
cette terrible affection non seulement en médecins, mais
encore en philosophes et en moralistes.

La folie avec toutes ses variétés de manie, de mélancolie,
de démence et d'idiotisme annonce un déséquilibre de toutes les fonctions de l'organisme.

Comment peut-il en être autrement. Presque tous les fous
sont anémiques. Que l'on ne cherche pas la prédisposi-
tion à la folie autre part que dans l'appauvrissement du
sang. Dès que le sang est vicié, dès que le nombre des
globules blancs augmente, les centres nerveux s'affaiblissent, la sensibilité contractile des nerfs augmente ; et
alors, à la moindre commotion, soit physique, soit morale,
l'équilibre est rompu. Les fluides vitaux, ceux que le
sang élimine, n'apportent plus leur suffisance de nutrition
à la substance. Elle perd ainsi sa force inhérente et avec
cette force la faculté de transmission et d'association des
idées.

Chez les idiots notamment, on trouve parfois le grand
cerveau tout-à-fait insensible, tandis que la déglutition et
tout ce qui est du ressort mécanique du mouvement con-
tinue à fonctionner ; arrivé une fois à ce degré d'insensi-
bilité, la substance ne reçoit plus de nutrition ; le calorique et les fluides nécessaires à la polarisation des molécules lui font entièrement défaut. L'idiot est dans le
même état que l'animal auquel on a enlevé les hémisphères cérébraux.

Loke a dit : « Il faut conduire la folie jusqu'à sa source
et en expliquer la nature de telle sorte qu'on voie d'où ce

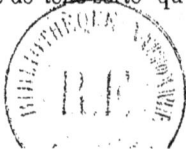

mal provient quelquefois chez des esprits fort raisonnables. »

Les individus chez qui la sensibilité nerveuse est exagérée sont donc les mieux disposés à la folie à un moment donné.

Esquirol a même remarqué que les idées dominantes de chaque époque, lorsqu'elles s'emparent fortement des esprits se transforment en passions et ces passions en folie.

« Le fanatisme religieux a conduit dans les maisons d'aliénés plus d'un Mahomet et plus d'une sainte qui se croyait opérée par le Saint-Esprit. Lorsque l'empereur Bonaparte fit des rois, il y eut beaucoup de rois et de reines dans les maisons d'aliénés. »

Ceci nous prouve qu'une cause toute morale peut occasionner un effet physique, et *vice versa*.

Une tension constante vers un même point amène un déplacement de calorique et de forces, et le déséquilibre est réel. La suractivité d'un côté ne se fait jamais qu'au détriment d'un autre.

« Les passions, dit Esquirol, sont la grande cause de la folie. »

Cela revient à ce que je dis, puisque passion est synonyme de déséquilibre. Avec le déséquilibre s'établissent les perturbations dont l'organisme entier est parfois victime.

La cause des passions peut être hors de nous, et c'est là notre malheur. Les milieux corrompus font d'un ange un démon ; les milieux grossiers changent en rustre le plus fin gentilhomme ; dans les milieux où le crétinisme domine vous prenez des tendances à l'abrutissement, si bien que les traits mêmes du visage perdent de leur noblesse au point de vous rendre méconnaissable.

Pinel finit son livre sur la folie par ces paroles :

« La médecine ne peut concourir plus puissamment au retour d'une saine morale qu'en faisant l'histoire des maux qui résultent de son oubli. »

La vertu et la bonne éducation ne sont certainement pas de vains mots.

La folie est-elle héréditaire ? On le prétend. Je n'ose le nier. On voit des faits tellement étonnants, il y à des natures si mystérieusement, si exceptionnellement douées que l'esprit de l'observateur en reste confondu. Ne voit-on pas la volonté elle-même galvanoplastisée sur l'être en formation, ni plus ni moins que si elle était une action physique ; et les *envies* que les enfants apportent au monde, en naissant, ne sont-elles pas l'expresion de la volonté maternelle.

S'il nous est prouvé que la volonté se galvanoplastise sur l'être en formation, s'il nous est prouvé que les accidents eux-mêmes, résultats de simples impressions, sont reproduits, pourquoi la folie serait-elle exclue de ces fantaisies reproductrices ?

Des climats différents, des conditions de milieux tout autres peuvent atténuer, corriger certainement, mais ces singularités ne disparaissent parfois qu'à la deuxième et troisième génération.

J'ai commencé par les plus difficiles des maladies du cerveau et j'ai prouvé qu'ici comme partout, nous avons besoin de nous élever au-dessus de l'amphithéâtre, car il est une série d'agents dérivant de lois physiques et chimiques, qui sont liés aux opérations de l'intelligence et dont la cause est aussi bien hors de nous qu'en nous.

Dans les affections lentes du cerveau le malade peut vaquer plus ou moins à ses occupations. Dans les maladies aigües, dans le genre de la méningite, de la congestion, de l'apoplexie, du *delirium tremens*, il se couche pour se relever souvent guéri.

Les maladies du cerveau sont difficiles à guérir parce qu'il est difficile de les connaître.

Les symptômes directs qu'elles nous présentent sont, dans bien des cas, insuffisants ; les symptômes locaux sont presque toujours obscurs. Le *facies* fait défaut. Les maladies du foie, du cœur, des poumons, ont leur *facies propria* ; les maladies du cerveau, si l'on en excepte les faces congestionnées, ne présentent rien de certain. Le prolapsus des paupières, le strabisme, le clignotement, ne sont pas toujours des indices d'une maladie directe du cerveau : j'ai trouvé ces mêmes indices dans d'autres maladies,

Le décubitus ne nous guide pas mieux ; et c'est à peine si l'on peut en faire cas dans certains ramollissements où l'on voit les individus devenir presque immobiles. Les hydrocéphales aiment ordinairement à avoir la tête plus basse que le reste du corps.

Le changement d'humeur ne peut avoir aucune valeur diagnostique, car les maladies de l'estomac rendent bourru et les maladies du foie disposent à la mélancolie aussi bien que telle ou telle affection du cerveau. J'ai vu, à l'approche d'une rougeole, les enfants perdre leur gaieté et cesser de jouer, aussi bien qu'à l'approche d'une méningite. Un principe morbifique étant donné toutes les fonctions sont troublées aussitôt.

Il est tant de maladies qui occasionnent la céphalalgie que certains médecins croient positivement que le cerveau est le point de départ de toute maladie.

N'oublions pas que dans les altérations du sang, la céphalalgie est presque permanente : c'est que les centres nerveux s'épuisent et la substance n'a plus alors son entière nutrition. Dans les pyrexies, alors même que les symptômes sont abdominaux ou thoraciques, la céphalalgie est presque constante ; et souvent le genre de céphalalgie ressemble si bien à celle qui se rattache aux embarras gastriques que le médecin pourrait s'y tromper lui-même ; en pareil cas, certainement, il doit s'appuyer sur les phénomènes directs.

Il est des tumeurs du crâne qui sont quelquefois en rapport avec les centres nerveux crâniens, presque toujours mortelles, et qu'il est facile de diagnostiquer, parce qu'elles s'épanouissent à l'extérieur du crâne.

Le céphalaematome, le cancer des os, les fongus de la dure-mère, les kystes séreux, se reconnaissent aisément. Dans plusieurs de ces cas, les os du crâne sont détruits et perforés.

Il n'y a pas d'auscultation de la tête. De 1830 à 1840 un médecin américain, Fisher, avait publié plusieurs mémoires à ce sujet, que j'ai pu me procurer, l'année passée, et qui ne m'ont rien appris de nouveau.

Selon ce chercheur, dans les cas pathologiques, on doit percevoir un souffle qui se produit à la base du cerveau et qui serait le *soufflet céphalgique*, résultat d'une compression exercée sur les artères par la turgescence du cerveau ou par la présence d'un excès de liquide dans les méninges.

Beaucoup de nos collègues, et Flourens lui-même, reprenant les observations du médecin américain, ont tatonné, examiné dans tous les sens, sans avoir rien trouvé de directement utile pour déterminer les affections céphaliques.

L'examen de l'œil à l'ohthalmoscope nous donnera-t-il une solution quelque peu précise ?

Cette invention toute récente peut nous fournir de précieux indices pour le diagnostic des maladies du cerveau parfois à l'état latent.

Je ne dis pas qu'il faille croire à une cérébroscopie ; mais si des hommes sérieux comme Sichel, Bouchut et Galezowski se sont donné la peine d'étudier cette manière de diagnostiquer, c'est qu'ils y ont trouvé quelque chose de positif, de certain.

La circulation rétinienne, artérielle et veineuse est solidaire aussi de la circulation intra-crânienne. Entre les deux gaînes interne et externe du nerf optique se trouvent des espaces lymphatiques qui communiquent avec la cavité arachnoïdienne. On suppose que les liquides de cette cavité cheminent le long de ces espaces et aboutissent à la papille. Les troubles circulatoires de la rétine accompagnent fréquemment les inflammations et les épanchements de la cavité crânienne.

Dans les méningites simples, rhumatismales, tuberculeuses, toute la circulation cérébrale est troublée. Le résultat en est selon Bouchut, l'engorgement de la thrombrose des veines méningées et de l'obstruction des sinus caverneux. La circulation se trouvant ainsi gênée dans l'œil on découvrira des stases sanguines.

Les lésions vasculaires du fond de l'œil sont toujours doubles dans la méningite. Lorsque la phlegmasie est peu intense sur un hémisphère, la papille du côté correspondant est le siége de lésions plus marquées.

Ces examens à l'ophthalmoscope demandent une grande finesse et une sérieuse attention.

La méningite chronique produit souvent l'infiltration séreuse de la papille, des hémorrhagies partielles, des exsudats albumino graisseux, etc., le Docteur Bouchut a remarqué, dans une quinzaine de cas, que lorsque des granulations tuberculeuses, très-petites, ont pour siége la choroïde et sont formées par la stéatose des éléments normaux de la rétine et de la choroïde, des granulations semblables se trouvent dans les méninges et dans les autres organes. Lorsqu'il se manifeste en même temps des symptômes cérébraux aigüs, elles indiquent une méningite tuberculeuse.

Il est certainement des cas qui échappent à l'examen. Lorsque, par exemple, les granulations méningitiques restent limitées aux scissurus de Sylvius, les lésions ophthalmoscopiques doivent être à peu près nulles. Il en est de même des hémorrhagies cérébrales.

Les hémorrhagies séreuses sont plus fréquentes que les apoplexies sanguines ; celles-là sont peu appréciables, et celles-ci, lorsqu'elles ne sont pas abondantes, ne donnent pas lieu aux lésions de la rétine.

Dans l'encéphalite, ou le ramollissement du cerveau, il est, pour ainsi dire, inutile d'examiner la circulation.

Un observateur ne saurait se tromper à l'expression. Etes-vous placé devant deux yeux opaques, lourds, mous, pâteux, dites-vous bien qu'il y a relâchement de tout le système cérébral.

Le diagnostic est d'autant plus difficile, en ce cas, que l'encéphale ne ressent pas les lésions de sa substance. Il n'y a douleur que lorsque l'encéphalite est accompagnée de méningite.

L'encéphalite en elle-même, bien loin d'être une lésion inflammatoire, n'est qu'une altération nécrosique. Lorsqu'elle est inflammatoire, elle devient aisément suppurative ; en ce cas, elle est un acheminement vers les abcès du cerveau.

L'absence de phénomènes pathologiques en pareil cas n'est pas rare ; et la maladie peut rester latente, surtout lorsque les lésions ont leur siége dans les hémisphères.

Bien que l'examen de l'œil à l'ophthalmoscope soit un rayon lumineux qui nous guide dans le labyrinthe obscur des maladies du cerveau, il s'en faut de beaucoup que cette lumière nous suffise. Il nous sera toujours difficile de déterminer le siége exact de la lésion, et dussions-nous le reconnaître , que nous ne saurions agir avec la promptitude nécessaire en pareil cas, puisque c'est la circulation entière qu'il faut entreprendre. Il n'y a guère que dans les cas d'épanchements traumatiques que nous nous permettons de faire l'application de quelques couronnes de trépan.

Qu'il me soit permis de dire qu'ici les symptômes sont

certains. Dans presque tous les cas d'épanchements traumatiques, dans l'hémorrhagie des méninges, dans l'intérieur de la cavité arachnoïdienne, les symptômes s'annon-
cent par des vomissements, des convulsions entrecoupées
de somnolence, de coma, de raideur, de tremblements, de
mouvements fébriles et souvent de paralysie des sphincters.

Dans l'hypertrophie et l'atrophie du cerveau, ces deux
phénomènes opposés, on remarque une abolition presque
complète de l'intelligence.

La différence notable qui existe entre les deux cas, c'est
que dans l'hypertrophie le cerveau semble être serré, com-
primé, pris comme dans un étau ; dans l'atrophie, au
contraire, le malade éprouve une sensation d'étourdisse-
ment, de vide.

Le phénomène s'explique aisément. Dans le premier cas,
la masse augmente par suite du travail inflammatoire ;
dans le second, elle se réduit, diminue, et semble occuper
moins d'espace. La céphalalgie est constante dans le premier cas.

En général, lorsque l'on soupçonne dans le crâne des
produits qui n'occasionnent pas d'accidents, comme par
exemple les masses tuberculeuses, hydatides ou tumeurs
fibreuses, le médecin fin, l'habile observateur doit savoir
les déterminer, car il se forme dans la partie de la tête atteinte, une suractivité de travail que le malade, quand il
s'observe, sait bien expliquer.

Ici, encore, on ne peut agir que sur la circulation au
moyen des dispersifs, des diffusibles, etc.

La température dans les maladies du cerveau n'a pour
moi aucune valeur diagnostique.

Je ne connais réellement que deux cas dans lesquels on peut être averti de la gravité du mal : l'hémorrhagie cérébrale et le ramollissement.

Dans le premier cas, la température présente un abaissement initial ; et lorsque la maladie doit se terminer par la mort — 15 à 20 heures après — l'abaissement initial est suivi d'une élévation rapide et durable.

Dans le second cas — et les *attaques* de ramollissement sont rares — la température s'élève de 38 à 40 degrés pour baisser de nouveau, puis elle offre des oscillations irrégulières et revient au chiffre normal.

Lorsque la terminaison est mortelle, la température de la fin est moins élevée que dans les hémorrhagies.

Je ne crois pas au siége d'une migraine quelconque. Nulle lésion anatomique ne la révèle parce que les troubles gastriques en sont les seules causes. Elle est l'effet d'un laborieux travail digestif ; elle peut être l'effet d'une circulation irrégulière.

Dans les cas obscurs de céphalalgie et lorsque l'on croit avoir affaire à une maladie du cerveau, il est toujours utile, pour ne pas dire urgent, d'examiner la circulation entière, d'interroger le rythme du cœur, les mouvements pulsatils, d'explorer enfin dans tous les sens. La solution se trouve parfois, tout-à-coup, au milieu des recherches.

Je ne range point parmi les maladies du cerveau la névralgie ni la douleur rhumatismale des muscles épicrâniens et péricrâniens. Dans de tels cas, la douleur affecte de préférence la tête parce que celle-ci est découverte et livrée à l'effet réfrigérant de la température. Une répartition inégale de calorique, des obstructions, des centres desséchés et donnant probablement prise à des courants invisibles en sont les seules causes. En médecine, nous avons à nous préoccuper dans bien des cas de la question physique.

On pourrait même considérer le fameux *ovum hystericum* comme étant de la même famille. Je n'ai jamais trouvé ce soi-disant clou hystérique dans les muscles ; j'avais même bel et bien nié son existence, quand un de mes amis me fit, un jour, venir à Beaujon pour me le montrer sur une femme qu'il soignait pour une maladie du foie et qui, par la même occasion, devait être hystéri que par décision du clou.

— Voyons ce clou, lui dis-je.

Il écarta précieusement les cheveux de la patiente sur le sommet de la tête et me montra quelques petits points insignifiants.

J'étais aussi bien renseignée qu'avant, et j'avoue, sans emphase, que c'est tout ce que je sais du clou hystérique.

En résumé, ce cerveau, la plus noble partie de nous-même, le principe d'où découle l'organisme entier, le siége des opérations de la pensée et de la mémoire, est la partie où se passent le plus de phénomènes et en même temps la partie la moins sujette aux douleurs. Demandez-le aux vieux médecins, ils vous diront que leur longue carrière leur a fourni peu de maladies essentielles du cerveau. La raison s'est éclipsée parfois chez quelques-uns par suite de la rupture d'équilibre, car dès qu'il y a abus de forces nerveuses, l'intelligence fléchit. Elle peut conserver l'ensemble de toutes ses facultés, mais ces facultés s'affaiblissent graduellement. Il n'est pas rare de trouver à l'autopsie de vieillards l'un ou l'autre hémisphère atrophié en partie sans qu'en apparence on se soit rendu compte de ce fait de leur vivant, autrement que par un degré d'intelligence moindre. C'est pourquoi on dit que le cerveau ne ressent pas sa lésion. Comment Monsieur le docteur Gall expliquerait-il ici ses localisations?

Si l'on pouvait faire comprendre à tous combien la raison est fragile, combien il faut, pour la conserver, d'attention réfléchie sur soi-même, combien il faut éviter tout ce qui peut dégénérer en passion, combien il faut user de modération pour conserver, dans son intégrité, la puissance de l'intelligence, plus d'un ferait amende honorable et chercherait par un régime modéré à rétablir son équilibre.

II

.Bien que le cerveau soit le maître de l'organisme entier, il reste assujetti aux organes de la respiration, de la digestion, de la circulation. Il dépend de la qualité, des propriétés et de l'activité des éléments nutritifs sur lesquels repose du reste tout l'acte de la vitalité.

Les changements de nutrition peuvent être très compliqués ; il peut se produire des déformations partielles dues à une surabondance d'activité des éléments nutritifs. Tous les éléments anatomiques organisés indistinctement peuvent présenter de tels phénomènes.

Certes, la maladie n'est pas une individualité vivant dans l'économie, car s'il se détermine sur un point quelconque un travail d'hypertrophie ou un travail de dégénérescence d'atrophie enfin, c'est que sur ce point, les tissus ou les vaisseaux se sont relâchés. Que s'il se produit une hypertrophie et par suite un travail inflammatoire, les fluides et les humeurs ont trouvé sur leur parcours des molécules dans un état d'altération plus ou moins avancée. Aussitôt l'élément morbide ou le ferment putride, pour me servir d'une expression de M. le docteur Déclat, s'en est emparé et a commencé, par une double combinaison, un véritable travail de membranes, de fibres, de chair, etc. Les kystes et les tumeurs fibreuses sont là pour le prouver.

Tous les éléments nutritifs doivent être à l'état de liquéfaction. Rien ne peut entrer dans le torrent circulatoire sans avoir passé à l'état liquide. Or, dès qu'un miasme s'est introduit dans l'économie et devient ainsi l'élément morbide, l'harmonie des fonctions ne tarde pas à être troublée, car tous les éléments du corps jouissent de la propriété de se nourrir, de se développer, de naître et de se reproduire. L'équilibre est-il troublé par l'élément morbide, il se produit des vices de nutrition dont l'hypertrophie et l'atrophie sont les conséquences directes. Que l'organisme soit à l'état sain ou à l'état pathologique, la nutrition de ses éléments ne cesse pas ; mais ceux-ci se transforment de façon que, selon les cas, la santé ou la maladie prendra le dessus.

C'est donc sur la physiologie de la nutrition qu'est basé le plus grand nombre de maladies. Il est des individus qui sont susceptibles d'être pénétrés très facilement d'un principe morbifique ; cela tient à la nature de leur organisme, à leur sensibilité nerveuse ; d'autres circuleront dans des foyers d'infection et de contagion sans s'en rien approprier.

Je demande ici si la secte des stoïciens, dont l'éducation avait pour but de s'étudier à devenir insensible, était à l'abri des infections et des contagions. Je suis bien persuadée qu'une longue et patiente observation peut nous amener aisément à faire de notre organisme ce que nous voulons.

Je l'ai dit, et je le répète, car on ne saurait trop être persuadé d'une vérité, que dès que la liquéfaction des

éléments nutritifs est atteinte par l'élément morbide, il se
produit à la partie la plus *faible* de l'organisme un travail
de désorganisation. Immédiatement se forment des produits substitutifs, hétéromorphes, et ces produits, au moyen
du blastème nutritif, se mêlent aux éléments normaux.

Ces sortes de développements produisent les diathèses
dont naissent les cancers, les tubercules, etc., etc.

Il me semble que celui dont le système nerveux est le
plus sensible, est aussi celui qui est le plus facilement at-
teint.

La folie, comme nous l'avons très bien vu, ne reconnaît
pour cause que le système nerveux ; car les affections exa-
gérées, les manies, les passions frénétiques, tout le côté
didactique de nous-mêmes enfin, repose exclusivement
sur la sensibilité. Une dispersion ou une accumulation
fluidique outre mesure dans un côté quelconque du cerveau
suffisent pour déterminer des folies.

C'est donc de l'harmonie et de l'équilibre parfait des
fonctions de tout l'organisme que vient la rectitude de nos
idées et la clarté de notre intelligence.

Je crois au progrès indéfini.

Il arrivera un moment où la chimie, par ses beaux tra-
vaux d'analyse et de synthèse, nous amènera jusqu'à l'ex-
tinction complète de nos forces et de nos facultés, sans
maladies. Il arrivera un moment où, par suite de combinaisons savantes d'azote, d'oxygène, d'hydrogène, elle
saura déterminer exactement la proportion prépondérante
de l'un de ces éléments pour faire disparaître tout ferment
putride, pour reformer des tissus vivants et nouveaux, à
la place des parties atrophiées.

Allons, Monsieur le professeur Wurtz, à l'œuvre !
ceci vous concerne tout spécialement.

Il arrivera un moment où le dynamisme saura nous
dire combien le sang dégage de fluides vitaux à l'heure,
quelle est la durée du mouvement oscillatoire qui préside
aux phénomènes de sensation et de perception ; quel est
enfin le degré de force qui doit être condensé dans tel
ou tel centre pour que l'équilibre soit parfait.

J'ai dit, dans une des premières feuilles de la thèse, en
parlant du poids du cerveau, que cette question ne si-
gnifiait rien et que j'y reviendrais.

C'est ici le moment d'en parler.

Du temps d'Hippocrate, personne ne se fut avisé de
peser des cerveaux ; soit que ce grand homme n'y ait point
songé, soit qu'à cette époque l'anatomie ait été peu éclai-
rée. Quoiqu'il en soit, la supériorité que la nature et les
lois accordent à l'homme, lui ont fait dire, un beau jour,
que la femme ne saura jamais atteindre à son niveau d'intelligence, à son degré de science, parce que le cerveau
féminin lui était inférieur en poids. Ces paroles circulè-
rent librement dans les académies, les instituts et les écoles
sans qu'aucune dame se soit donné la peine de protester.
Passez toujours, maître de la terre ! car nous savons
que le cerveau des pachydermes est plus volumineux et
plus lourd, par conséquent que le cerveau des hommes.
Cela prouve-t-il qu'ils vous sont supérieurs en intelligence ?

Mais alors, me dira-t-on, comment reconnaître l'excel-
lence et la puissance d'un cerveau ? à sa densité. — Qu'on
ne l'oublie pas ! Sans partager les idées de Gall et de

Lavater, on peut dire que les organismes sont toujours proportionnels aux milieux parce qu'il existe une relation forcée entre l'état progressif des milieux et la forme progressive des êtres, entre les conditions de ces milieux et les existences qui s'y produisent et s'y développent.

La géologie et l'histoire naturelle constatent que le perfectionnement des organismes végétaux et animaux a marché en raison de l'épuration des milieux.

Si l'être est énergiquement doué, le milieu exerce peu de pression sur lui ; il s'élèvera d'autant plus haut qu'il sera plus libre. Les résistances des milieux compriment donc le cerveau des êtres en raison de l'énergie ascensionnelle de ceux-ci, voilà pourquoi plus l'être s'élève plus son cerveau est dense, et le cerveau a d'autant plus de puissance à opposer à la résistance des milieux qu'il sera de plus en plus dense.

On pourrait lui appliquer cette loi :

« La densité de l'être est la mesure de sa faculté trajectoire et l'effet de la résistance des milieux parcourus. »

En effet, lorsque l'on prend deux objets, également denses, de même nature et de même poids et qu'on les lance avec une force inégale, celui qui sera lancé avec plus de force montera plus haut.

La substance cérébrale, la pensée et la mémoire, sont donc l'effet dont l'équilibre des sens, les combinaisons de lumière, d'électricité et de chaleur sont la cause.

La densité cérébrale doit se reconnaître au regard. Lorsque le regard est brillant et tranchant, l'intelligence est claire et nette ; lorsqu'il est limpide, l'intelligence est paisible ; lorsqu'il est lumineux et profond, il dénote le génie.

Tout ce qui est force, calorique, lumière, fait partie du cerveau et le sert, c'est pourquoi je ne crois pas être hors de propos, en touchant un peu aux cures magnétiques.

Je n'y crois pas pour ma part.

Je ne crois pas qu'un homme ou qu'une femme, en vertu d'un fluide quelconque ait le pouvoir de détruire une diathèse cancéreuse, par exemple. Je ne crois pas que ce fluide ait le pouvoir d'opérer une décentralisation morbide, ni celui de corriger un sang vicié ; tout au plus saurait-il attirer les fluides de certains centres à la périphérie.

Voyons un peu, car il y a fluides et fluides.

Les chimistes n'en ont jamais découvert aucun, ni dans l'anatomie des corps en général, ni dans celle des corps en particulier, peut-être parce qu'il n'existe aucun canal pour le conduire. Pourtant, les phénomènes des tables qui tournent par la simple imposition des mains prouvent bien qu'il s'échappe de nous une force capable de mettre en mouvement des corps en inertie sur lesquels se galvano-plastise notre pensée. Enfin, il faut bien le dire, entre un cadavre que nous disséquons et un corps vivant qu'il nous est impossible de disséquer, il n'y a pas de comparaison à établir, car il y a juste la différence de ce fluide et de cette force. Sa subtilité est si grande qu'il échappe à la vue et qu'il pénètre l'organisme comme une chose impon-dérable.

Admettons que ce fluide soit d'une part la quintessence vitale du sang et vous aurez les fluides vitaux, et d'autre part le calorique, l'électricité provenant du mouvement de tout l'organisme, et vous aurez le fluide nerveux : force inhérente et force agissante.

J'admets ceci, parce que les phénomènes sont les mêmes dans toute la nature, et qu'il n'y a pas moyen de les nier.

Mais comment, alors, au moyen de ces fluides, peut-on prétendre guérir ? Où sont les principes thérapeutiques et les vertus curatives de ces fluides ? Quelles lacunes peut-on combler ? quelles sont les décentralisations morbides que l'on prétend faire ? Quel est le révulsif qui agira en sens inverse de la cause morbigène ?

Je prie messieurs les médecins magnétiseurs de me l'apprendre, car je suis avide de regarder un peu au-delà. *Excelsior !*

En attendant que la thérapeutique soit un vain mot — ce qui simplifierait considérablement la besogne des médecins et des pharmaciens, et ferait la part belle aux paresseux — souhaitons que la physique et la chimie restent les deux auxiliaires de la médecine, et qu'appuyée sur ces bases inébranlables, elle marche résolument et à grands pas vers l'Immortalité !

Dr HENRI VERNEUIL

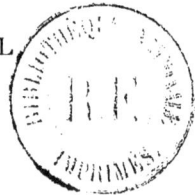